CLINIQUE MÉDICALE

DE LA

FACULTÉ DE NANCY

LEÇON D'OUVERTURE

(Année 1878-1879)

PAR

Le Professeur BERNHEIM

NANCY

IMPRIMERIE BERGER-LEVRAULT ET Cie

11, RUE JEAN-LAMOUR, 11

1879

CLINIQUE MÉDICALE

DE LA

FACULTÉ DE NANCY

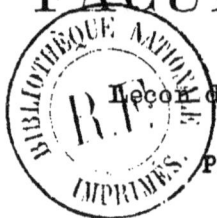

Leçon d'ouverture (année 1878-1879)

Par le Professeur BERNHEIM

MESSIEURS,

Après avoir suppléé, pendant plusieurs années, le maître vénéré que la mort nous a ravi, je lui succède dans cette chaire; je lui succède sans le remplacer. Du moins, je chercherai à suivre la voie féconde que le clinicien de l'école de Strasbourg avait si brillamment parcourue. Vous avez pu connaître par son enseignement écrit l'esprit qui l'animait; ses travaux sur la fièvre, sur les maladies des voies respiratoires, sur son médicament de prédilection, la digitale, ses nombreux mémoires de thérapeutique, c'était là sa science favorite, sont présents à votre mémoire et lui survivent. Mais vous n'avez pas connu cette parole vive et spirituelle, empreinte de fine bonhomie et de verve caustique; vous n'avez pas apprécié cet esprit sagace, si merveilleusement pénétrant au lit du malade, si habile à saisir et à remplir dans chaque cas l'indication thérapeutique. Car aucun maître n'a manié comme lui, avec autant de sagacité, avec autant d'ingéniosité, les agents divers et si peu connus encore de la matière médicale. Le nom de Hirtz restera dans le cœur de ses nombreux disciples, associé au culte de l'ancienne école de Strasbourg.

En abordant cette chaire avec émotion, je devais ma première parole à la mémoire vénérée du maître qui m'a précédé. Ma seconde sera pour vous, Messieurs et chers élèves, qui m'avez toujours habitué à votre bienveillante indulgence; laissez-moi y répondre par une exhortation.

La clinique est, vous le savez, le but et le couronnement de vos études; c'est l'exercice de votre profession que vous venez apprendre ici. Du jour où vous avez terminé vos études préliminaires, à partir de votre troisième année de médecine, vous êtes voués, corps et âme, à la clinique; votre vie d'étudiant doit s'écouler à l'hôpital; pas un jour vous ne devez manquer à ce devoir. Songez que, dans l'espace de trois ou quatre ans, vous avez à acquérir les méthodes nombreuses et variées du diagnostic, à gagner le coup d'œil, le jugement et le tact médical, à vous constituer déjà un fonds d'expérience clinique; songez que vos semblables auront recours à vos lumières; ils croiront, sur la foi de vos diplômes, que vous êtes habiles à découvrir dans leur organisme le mécanisme de leurs souffrances et à y porter remède. Leur confiance sera-t-elle justifiée ou ne sera-ce qu'un leurre? Si, forts de l'expérience acquise et sûrs, sans présomption, d'être par vos études au niveau de votre mission, vous entrez dans la carrière, c'est avec l'âme sereine que vous la remplirez et avec la satisfaction du devoir accompli. Si, au contraire, hélas! votre diplôme est dû moins à votre mérite et à votre travail qu'à la médiocrité de vos examens, si vous n'avez du docteur que le titre péniblement arraché, cela se voit quelquefois, à l'indulgence de vos juges, oh! alors, votre profession sera pour vous la dernière de toutes : un perpétuel remords si vous n'étouffez pas la voix d'une conscience inquiète, que sera-ce donc si vous acceptez d'un cœur léger la terrible mission d'où peuvent dépendre la vie et la mort de vos semblables? Mais je ne crois pas, chers élèves, que je m'adresse à aucun d'entre vous.

Si j'insiste, cependant, c'est que l'organisation de nos Facultés comporte un danger que je crois devoir signaler hautement, car il y va d'un grand intérêt, et rien ne serait plus facile que d'y remédier s'il était facile de rompre avec les traditions acquises. Reportez-vous à deux ou trois ans en arrière, à votre vie laborieuse du lycée: vous étiez assujettis à un travail quotidien; toutes

vos heures étaient occupées ; une surveillance continue, une discipline sévère, vous tenaient en haleine. Vous arrivez à la Faculté ;
vous passez sans transition d'une vie de servitude à une liberté
complète ; vous êtes livrés à votre initiative personnelle. Le professeur donne l'enseignement du haut de sa chaire ; vous êtes
libres de le recueillir ou non ; votre présence même aux cours n'est
pas obligatoire. Quelques professeurs zélés font, il est vrai, l'appel
pour constater la présence des élèves ; mais cet appel est faculta-
tif ; aucune sanction pénale universitaire n'existe. Douze mois ou
plus encore se passent sans qu'aucun examen officiel obligatoire
ne vous rappelle au sentiment de votre devoir.

Telle est la situation ; elle est pour beaucoup d'élèves un danger.
Sans doute, ils sont nombreux, ceux qu'enflamme la sainte ardeur
du travail, et qui continuent l'impulsion acquise par leur vie de
travail antérieure ; ils vont de leur propre mouvement, ils volent
de leurs propres ailes. Mais il en est d'autres, et ils sont nombreux
aussi, qui s'engourdissent dans les délices de Capoue ; ils ne sont
pas mûrs pour la liberté ; le travail n'est pas obligatoire et l'examen
est si loin ! Nous avons tous, disons-le, un certain instinct de pa-
resse, et il faut de la force d'âme personnelle, en l'absence d'impulsion étrangère, pour réagir contre cet instinct. Je vois encore
d'anciens condisciples, dont quelques-uns cependant remarqua-
blement doués, se laisser aller, au sortir du lycée ou après une
ou deux années d'études, à cette terrible maladie du *far-niente* qui
devient incurable lorsqu'on la laisse s'établir à l'état chronique ;
et ces belles intelligences qui promettaient une brillante carrière
inaugurée par des succès scolaires, restèrent stériles, lorsqu'elles
ne sombrèrent pas par les excès d'une vie désœuvrée.

Que faudrait-il pour retenir sur la pente fatale ceux qu'un
caractère faible et insouciant détourne du chemin de l'école ?
Quelques mesures administratives établissant l'obligation de
suivre les cours et les cliniques, et des examens fréquents, dans
le cours de l'année, destinés à constater les progrès accomplis.
Nous avons pu, à l'ancienne Faculté de Strasbourg, expérimenter
l'efficacité de ces mesures préventives. Les élèves du service de
santé militaire étaient alors casernés, soumis à une discipline
rigoureuse, astreints à un travail continu par l'obligation de subir

chaque semaine, de la part de répétiteurs spéciaux, un examen portant sur les matières du cours. Eh bien, je dois le dire, malgré certains inconvénients inhérents à l'application souvent inintelligente de ces mesures, nos élèves militaires, grâce à ce système d'entraînement continuel, l'emportaient de beaucoup, comme moyenne, sur les élèves civils; peu restaient en route, presque tous arrivaient, sans trop de difficulté, dans le court délai de quatre années, à subir très-convenablement les épreuves du doctorat, et les premiers de leur promotion, avec un ensemble de connaissances véritablement surprenant, eu égard à la durée de leurs études. Je pourrais citer bien des noms distingués dans les générations médicales élevées à cette école.

Rassurez-vous, cependant; je ne prétends pas vous replacer sous la dure férule du lycée, je ne voudrais pas qu'on transformât l'étudiant en écolier. Ce que je désire, c'est que l'on mette en pratique dans nos Facultés ce qui se fait dans les autres écoles du haut enseignement : c'est-à-dire que les élèves soient assujettis à des examens périodiques assez fréquents pour les tenir en haleine, et que l'on puisse renvoyer à d'autres carrières ceux qui témoignent d'une incapacité ou d'une inertie trop persistante. Je voudrais vous enlever la liberté de perdre votre belle jeunesse. Sauf cela, partisan de toutes les libertés, je ne veux confisquer aucune des vôtres.

La Faculté de Nancy, suivant les traditions de Strasbourg, a corrigé dans une certaine mesure l'inconvénient que je signale par l'institution de conférences pratiques auxquelles tous les élèves peuvent prendre part. Là, le professeur, directement en rapport avec l'élève, constate son assiduité, suit ses progrès, l'appuie de ses conseils. Notre Faculté n'a qu'un nombre restreint d'élèves; elle ne peut se recruter que dans un demi-cercle étroit, car d'un côté est la frontière, de l'autre le voisinage de Paris, qui attire tout à lui. Ces conditions fâcheuses pour la prospérité de notre Faculté (si ce mot implique l'idée d'un grand nombre d'élèves) sont un avantage pour vous; c'est grâce à l'absence d'encombrement que nous pouvons associer chacun de vous à tous les travaux pratiques, à tous les exercices nécessaires à votre apprentissage professionnel. A la clinique, chacun de vous peut interroger, observer, toucher, contrôler. Là où, comme à Paris, plusieurs milliers d'élèves encombrent les cliniques et les laboratoires, quelques privilégiés seuls sont, au premier rang, admis à mettre, comme on dit vulgairement, la main à la pâte. La grande masse assiste de loin, plus ou moins attentive ; souvent l'élève laborieux trop modeste, noyé dans la masse, sans direction, sans appui, n'acquiert, en dépit de son labeur, qu'une instruction théorique.

Mais, comme je plaide ici *pro domo nostra*, je dois répondre à de certains propos que vous avez entendus émettre par des personnes mal disposées ou mal informées. On vous a dit : Pour faire une Faculté de médecine, il faut de grands centres avec de vastes hôpitaux qui offrent un renouvellement incessant de faits pathologiques. Nancy n'a et n'aura jamais les ressources suffisantes pour alimenter un enseignement clinique.

A cela je réponds : Dans cet hôpital exclusivement consacré aux maladies internes se trouvent 90 lits (ce chiffre sera porté à 120 dans le nouvel hôpital) ; vous voyez dans une année se succéder dans ces lits plus de mille malades qui figurent à peu près tous les cas (qui surviennent dans notre contrée) du cadre nosologique. Et je ne parle ni de la clinique ophthalmologique, ni de celle des maladies chroniques, ni des cliniques chirurgicale et obstétricale. Je vous le demande : est-il un d'entre vous, s'il passait ses journées et ses nuits entières dans les salles de cet hôpital seul, qui pût avoir la prétention d'étudier tous les faits qui se présentent à ses yeux ? Contentez-vous d'étudier à fond deux ou trois malades chaque jour, et vous aurez fait suffisamment pour votre éducation clinique. Vous aurez plus fait que si vous traversez à la hâte plusieurs grandes salles d'hôpital, tous les jours, à moins que vous ne pensiez qu'il suffise de jeter un coup d'œil sur un millier de malades pour que le sens clinique entre dans le cerveau comme l'air dans le poumon ?

Oui, certes, je le dis avec conviction, non pour vous qui êtes édifiés sur ce point, mais pour ceux qu'auraient pu alarmer certaines assertions : Nancy possède des ressources cliniques suffisantes pour l'enseignement de ses élèves. Mais je manquerais à mon devoir si je n'ajoutais qu'il reste des ressources à utiliser, des lacunes à combler. Une clinique de maladies d'enfants, une clinique de maladies cutanées et vénériennes, voilà ce qui nous manque et ce qui est absolument indispensable à votre instruction médicale. Aucune Faculté de médecine n'est possible, n'est viable, si elle n'a à sa disposition les matériaux d'un enseignement dont l'importance frappe les plus étrangers à notre art. Je le proclame hautement: *Caveant consules!* Nos administrations municipale et départementale sont trop éclairées, trop soucieuses des intérêts de notre Université lorraine pour ne pas avoir à cœur de remplir bientôt cette lacune de notre enseignement.

Je reviens maintenant à nos études cliniques, et avant de parler de nos malades, qui seront désormais l'unique thème de nos entretiens, consacrons aujourd'hui quelques instants à mesurer le chemin que vous avez à parcourir pour devenir de bons cliniciens.

Vous entrez à la clinique, muni de notions préalablement acquises par deux années d'études; vous avez appris à connaître la structure du corps humain, la distribution topographique des divers systèmes de canaux et de nerfs qui le parcourent, les fonctions dévolues à chaque organe, les phénomènes physiques, chimiques et biologiques dont l'organisme est le siége. Si vous n'avez pas ces notions préliminaires, vous marcherez en aveugle sur un terrain inconnu ; vous avez beau consumer votre existence au lit du malade, vous n'y pouvez acquérir que l'expérience superficielle d'un infirmier, qui est au médecin ce que le manœuvre est à l'ingénieur. Comment comprendrez-vous, pour ne citer qu'un exemple, le syndrome complexe d'une affection du cœur, le retentissement d'une lésion valvulaire sur l'ensemble des fonctions du corps, si vous n'avez pas la conception parfaite de la structure et du mécanisme physiologique des organes?

Je ne veux pas dire cependant que, pour être bon clinicien, il faille être chimiste, physicien, anatomiste, physiologiste, histologiste consommé. Plusieurs vies d'homme ne sauraient suffire à cette tâche. A chacun la sienne. Le médecin doit seulement n'être étranger à aucune de ces sciences qui apportent leur contribution à la clinique. Voyez la chimie. Que saurions-nous du diabète, de l'albuminurie, de la goutte, etc., sans le secours de la chimie, qui domine la pharmacie et la thérapeutique ; la plus belle acquisition que celle-ci ait faite dans ces derniers temps, celle du chloral, a été réalisée dans le laboratoire d'un chimiste. Voyez l'histologie, cette science encore à ses débuts, dont nous suivons l'évolution progressive. Autrefois branche accessoire de l'anatomie, elle s'est détachée et a pris racine; elle pousse des rejetons vigoureux et s'élargit incessamment. Quel était, avant l'emploi du microscope, l'état de nos connaissances sur la leucocythémie, sur les néphrites, sur les cirrhoses, sur les myélites, sur le tubercule? Ne cherchez pas à convaincre, car ils pèchent par ignorance, ceux qui vous disent que la chimie et l'histologie n'ont rien à faire avec la médecine pure ; vous serez toujours un médecin imparfait si vous n'avez pas des notions d'histologie et de chimie nécessaires à la compréhension des phénomènes que vous observez dans l'organisme malade, de même qu'ils sont imparfaits, à notre point de vue, le chimiste biologiste, le physiologiste, l'histologiste, qui ne savent s'éclairer des lumières de la clinique.

Ce qu'il est raisonnable de dire, c'est que la clinique ne s'apprend pas au laboratoire, mais à l'hôpital; qu'il faut savoir se borner, car, dit un vieux proverbe, devenu trivial à force de vérité, « qui trop embrasse, mal étreint ». Dans la science comme dans l'industrie, la division du travail est devenue la loi nécessaire de tout progrès. Les travailleurs se spécialisent suivant leurs aptitudes. Dans la sphère des sciences médicales, les uns font de l'histologie, les autres de la chimie, d'autres de la physiologie, d'autres de la clinique; chacun apporte sa pierre à l'édifice et tous se prêtent un mutuel appui.

Je suppose donc que vous ayez, par de bonnes études antérieures, acquis dans chacune des sciences dites accessoires les notions les plus utiles au but que vous poursuivez. Avant d'aborder ce but qui est la clinique, il faut encore que vous soyez rompu aux éléments de la pathologie générale et interne ; il faut que vous sachiez comprendre et parler le langage de la clinique. Que ferez-vous ici, si vous ne connaissez la définition et l'interprétation des divers râles, si vous ne savez ce que signifient les souffles aux différents temps du cœur, si les mots de cirrhose, ascite, ataxie, dothiénentérie, etc., n'offrent à votre esprit un sens net et défini? La clinique sera lettre morte pour vous si vous n'avez pas déjà acquis des notions abstraites sur la maladie, que vous devez appliquer et individualiser au lit du malade.

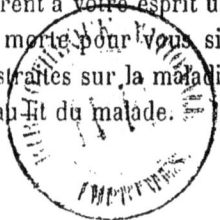

Le diagnostic et la thérapeutique, l'art de reconnaître et de traiter les maladies, tel est l'objet de notre enseignement, qui est pour vous, presque tous, le but même de votre carrière. Le diagnostic se déduit des symptômes ; ces symptômes, il s'agit de les reconnaître, et pour cela, il vous faut être initiés aux méthodes à l'aide desquelles on les cherche et on les trouve. L'apprentissage des méthodes du diagnostic constitue donc la première partie, la plus importante de votre éducation professionnelle.

Le professeur de pathologie générale a exposé dans son cours ces méthodes, que vous devez maintenant mettre en pratique : l'*inspection* vous apprend l'état général du malade, sa constitution, son tempérament, les changements de couleur de la peau, les altérations organiques visibles à la surface, le rhythme respiratoire, etc. La physique et la chimie viennent en aide aux sens ; nos yeux plongent dans les organes accessibles avec l'*ophthalmoscope*, le *laryngoscope*, l'*endoscope*, les *spéculums* ; l'*analyse chimique* et le *microscope*, pénétrant dans l'intimité des tissus, nous permettent d'étudier les produits divers : sang, urine, expectoration, pus, tissus pathologiques, émanant de l'organisme.

L'*application de la main* vous donne la température du corps, sa sensibilité, certains mouvements anormaux perceptibles (*mouvements du fœtus, gargouillement, frémissement cataire, vibrations thoraciques*, etc.). Aidée de certaines manœuvres faciles, la main reconnaît l'état des organes accessibles, les tumeurs profondes (*palpation, toucher*), les collections liquides (*fluctuation*), le fœtus dans la matrice (*ballotage*), le mélange d'air et de gaz dans la plèvre (*succussion*), etc. Aidée d'instruments, la main explore l'œsophage, l'utérus, l'urètre, la vessie, le rectum, les voies lacrymales, la trompe d'Eustache (*cathétérisme*) ; avec le *thermomètre*, le *sphygmographe*, l'*esthésiomètre*, le *pelvimètre*, le *cyrtomètre*, le *pneumatomètre*, le *spiromètre*, la *balance*, le *dynamomètre*, les *machines électriques*, etc., elle mesure la température, les pulsations artérielles, la sensibilité cutanée, le diamètre du bassin, du thorax, la force de pression inspiratrice et expiratrice, la capacité respiratoire, le poids du corps, la force musculaire ; elle analyse la contractilité de chaque muscle, etc. Ainsi vous voyez les sciences physiques étendre l'horizon de nos sens et agrandir chaque jour par de nouvelles découvertes la sphère de nos investigations.

Faut-il continuer l'énumération de ces méthodes qui ne sont autre chose que l'application des sens divers à l'étude des phénomènes organiques ? De même que les sens visuel et tactile, ceux du *goût* et de l'*olfaction* fournissent au diagnostic des notions utiles. A l'*ouïe* appartiennent les deux merveilleuses méthodes dont la découverte constitue pour notre science une ère nouvelle : je veux parler de la *percussion* et de l'*auscultation*.

Mais je n'insiste pas davantage sur ces procédés d'investigation à l'aide desquels vous devez rechercher tous les symptômes visibles, tangibles, perceptibles à nos sens, si admirablement secondés. Mais à côté des symptômes dits *objectifs,* il en est d'autres qu'on appelle *subjectifs,* parce qu'ils sont inhérents au sujet même, qui les ressent sans les traduire au dehors ; tels sont la douleur, les fourmillements, les bourdonnements d'oreille, le ténesme, la constipation, etc. C'est par l'*interrogatoire* du malade que vous les reconnaissez, de même que vous reconstruisez, par une instruction minutieuse, les antécédents morbides, c'est-à-dire l'évolution des symptômes divers qui se sont succédé chez un malade. C'est une chose difficile que d'interroger. Toute votre expérience de clinicien se révèle à la manière dont vous savez poser les questions.

Quand vous êtes initiés à toutes ces méthodes, vous avez en main les instruments du diagnostic ; aussi votre première ambition d'élève doit-elle être de vous familiariser avec leur maniement ; apprenez à inspecter, à percuter, à ausculter ; contentez-vous un jour de mettre dans votre oreille le râle crépitant, puis le souffle systolique ou diastolique ; un autre jour de mettre dans vos doigts la sensation de la fluctuation ou d'une bosselure anormale du foie ; apprenez à vos doigts à transmettre à l'oreille les diverses qualités de sonorité thoracique ; exercez-vous, en un mot, à diagnostiquer successivement les divers symptômes. C'est là un long apprentissage dans lequel vous pouvez et vous devez tous passer maîtres : toute votre troisième année d'études, votre première année de clinique, devrait être assidûment consacrée à cette partie élémentaire et capitale de votre éducation. Le professeur chargé de la clinique magistrale ne peut consacrer tout son temps à guider les premiers pas des jeunes néophytes; son enseignement s'adresse en partie à un auditoire plus avancé. Les grandes questions de la clinique, les problèmes de diagnostic différentiel et de thérapeutique, la confrontation des données du diagnostic avec celles de l'autopsie, les études destinées à élucider les faits nouveaux et à concourir, si faire se peut, au progrès de la science, telles sont surtout les préoccupations du professeur, qui cependant trouvera encore quelques moments à consacrer aux plus jeunes. La Faculté a institué des conférences de diagnostic médical, véritable clinique supplémentaire (les Allemands disent *clinique propédeutique*) destinée à faciliter aux élèves l'étude pratique des méthodes.

Une fois cette éducation première achevée, vous passez du rôle d'apprenti à celui de praticien; vous savez examiner, percuter, ausculter, interroger, lire, en un mot, sur le malade tous les phénomènes qui sont accessibles. Vous êtes aptes dès lors à résoudre les grandes questions qui s'imposent au clinicien, relatives au diagnostic et à la thérapeutique. Dans la première partie de l'œuvre intervenait votre habileté matérielle, fruit d'une habitude pratique des sens que tout le monde peut acquérir. Ici intervient votre personnalité de médecin. Il s'agit d'apprécier, de coordonner, de subordonner entre eux les divers phénomènes constatés, de reconstruire toutes les chaînes du mécanisme pathogénique qui constitue l'évolution morbide. Problème plus ou moins difficile qui souvent ne peut être résolu qu'en partie, à la solution duquel concourent l'expérience acquise, l'instruction, le jugement, la finesse d'observation, c'est-à-dire cet ensemble de qualités d'esprit qui constitue ce qu'on appelle à tort le flair ou le tact médical. Car je dirai avec mon maître Forget: « Ne croyez pas, comme le pense le vulgaire, que le tact médical soit l'expression d'un pur instinct, d'une faculté native; que ce soit un don du ciel, suivant l'expression consacrée. Non, cet art de tout saisir avec précision et rapidité, ce coup d'œil d'aigle, comme on dit encore, est, suivant la définition de Bouillaud, le produit complexe d'une science profonde et d'une expérience consommée, fécondées, vivifiées par un sens droit et un jugement rapide. »

Lorsque la conception de la maladie est devenue claire et nette, les indications thérapeutiques s'imposent naturellement à l'esprit.

Pour les remplir, il faut une connaissance approfondie des agents de la matière médicale et de leur mode d'action; mais sur ce terrain, disons-le, beaucoup reste encore à défricher. Le public s'imagine que chaque maladie a son remède, comme chaque poison son antidote Or, vous savez que cela n'est malheureusement pas. Nos médicaments ne s'adressent pas à la maladie, mais aux diverses fonctions de l'organisme. Nous supprimons la douleur en modifiant la modalité des nerfs ou de leurs centres (*analgésiques*); nous stimulons le cerveau (*excitants du système nerveux*), nous l'endormons (*anesthésiques, narcotiques*); nous renforçons le travail du cœur affaibli ou nous affaiblissons le travail du cœur renforcé (*médicaments cardiaques*); nous arrêtons les contractions péristaltiques exagérées du tube digestif, ou nous excitons ses contractions languissantes; nous attirons le sang vers la peau pour décongestionner un organe profond (*dérivatifs*); nous soustrayons au poumon le sang en excès qui encombre le champ de l'hématose (*émissions sanguines*); nous activons les sécrétions cutanée, salivaire, intestinale, urinaire, bilieuse (*sudorifiques, sialagogues, purgatifs, diurétiques, cholagogues*); nous introduisons dans le sang des substances qui font des globules ou améliorent la crase sanguine (*analeptiques, toniques*); nous modifions ainsi les fonctions diverses dans un sens qui nous semble favorable à l'évolution heureuse de la maladie; nous luttons avec ces fonctions modifiées contre les effets des maladies dont l'essence même nous échappe. Exemple: voilà un homme affecté de fièvre typhoïde; nous ne pouvons rien contre sa maladie et nous devons nous résigner à ce qu'elle suive son cours normal. Mais il a de par cette maladie une diarrhée excessive qui l'épuise, nous diminuons cette diarrhée; il a les centres nerveux prostrés, nous les stimulons artificiellement; il a une température excessive qui le mine, son sang surchauffé réagit sur le cerveau qui fait des convulsions et du délire, nous enlevons au corps l'excès de calorique; il a le cœur qui faiblit et laisse le poumon s'engouer, nous relevons la contractilité cardiaque. Ainsi, sentinelle vigilante, nous observons et nous surveillons les symptômes; notre expérience clinique nous signale ceux qui peuvent être dangereux et nous dressons nos batteries contre eux.

Beaucoup de maladies, il est vrai, guérissent spontanément : les vitalistes disent par les efforts de la nature médicatrice ; nous disons, grâce aux propriétés biologiques dont sont doués les éléments de l'organisme vivant. Heureuses guérisons spontanées que contrarie parfois, sans les entraver toujours, une médication inopportune ! Elles ont fait la réputation de bien des spécifiques prônés par le mensonge industriel ou la crédulité ignorante des bonnes femmes ; elles ont fondé la fortune de bien des charlatans, homœopathes et même allopathes, vendeurs de panacée, somnambules, fabricants de miracles et autres.

Incapables de cures merveilleuses, nous ne revendiquons même pas l'honneur de toutes les guérisons auxquelles nous assistons. Convaincus, dans notre humilité, que la nature en fait les frais, nous sommes heureux d'y contribuer quelquefois en servant modestement la nature, *esse naturæ minister, non esse magister*. Et cependant voyez, par ce seul exemple, combien il nous serait facile d'abuser ceux qui ne savent pas ! Voici un malade au septième jour d'une pneumonie ; il est fiévreux, délirant, haletant, crachant du sang ! Nous n'y faisons rien ; le lendemain, la défervescence régulière et prévue aura effacé tout cet appareil symptomatique effrayant, à la plus grande gloire de la potion que nous aurions pu administrer.

J'ajoute bien vite, pour ne pas vous endormir dans un fatalisme dangereux, que si le pneumonique guérit souvent sans l'aide du médecin, il meurt aussi parfois, alors qu'une intervention intelligente l'eût conservé vivant. Quand faut-il ne rien faire ? Quand et comment faut-il intervenir ? Le rôle du clinicien consiste précisément à saisir avec son expérience et son esprit d'observation l'opportunité et la nature de l'intervention, à surprendre dans le drame morbide qui se déroule à ses yeux les phénomènes qui peuvent compromettre l'issue, à neutraliser ceux qui font obstacle à l'évolution favorable.

Heureux quand la cause elle-même du mal nous est accessible ; en la supprimant, si elle peut l'être, nous permettons au mal de guérir : *sublata causa, tollitur effectus*. Nous expulsons les vers intestinaux qui provoquent des convulsions, nous détruisons sur la peau l'acarus qui entretient l'irritation cutanée, nous broyons

dans la vessie le calcul qui détermine une cystite, nous soustrayons le malade à l'alcool, au plomb, au miasme palustre, aux
ingesta et aux *circumfusa* malfaisants qui détériorent l'organisme.
La cause écartée qui l'entretenait, la maladie, si elle n'est pas
trop invétérée, guérit spontanément, grâce aux propriétés biologiques de l'organisme vivant. *Je le pansay, Dieu le guarit!* Parole
d'Ambroise Paré, sublime de franchise et de modestie! Nous ne
guérissons, il est vrai, aucune maladie, mais nous mettons les
malades dans des conditions qui leur permettent de guérir. Faisons comme Paré : soignons nos malades comme il pansait ses
blessés; il extrayait les esquilles dangereuses, il arrêtait les hé-
morrhagies mortelles, il empêchait ses blessés de mourir en
attendant que Dieu *guarît* la blessure!

Souvent Dieu ne guérit pas; la maladie est incurable, vous en
voyez, hélas! trop d'exemples qui encombrent les hôpitaux. L'art
peut du moins soulager leurs souffrances et prolonger une existence utile. Voilà un phthisique miné par la fièvre, les sueurs et la
diarrhée. Nous modérons la fièvre, nous arrêtons les sueurs et la
diarrhée; ainsi nous pouvons ralentir la marche fatale de la maladie. Voilà une affection valvulaire du cœur. Nous ne pouvons
rien contre la lésion organique. Mais ce cœur est dynamiquement
affaibli dans son action, l'aorte reçoit trop peu de sang et en
transmet trop peu aux reins, la secrétion urinaire est insuffisante,
l'eau s'accumule dans le sang, l'hydropisie a lieu. Nous pouvons
renforcer le muscle cardiaque, augmenter la tension artérielle,
activer la diurèse; l'hydropisie se résout. Le malade n'est pas
guéri, mais il peut être pour longtemps soulagé. C'est ainsi que
là où elle ne peut pas guérir, la thérapeutique rend encore des
services signalés. Mais il y a et il y aura toujours des maladies incurables, pour ceux qui ne font pas de miracles, et la science n'en
fait point. Je ne connais pas de médicament qui, introduit dans le
sang, aille faire un nouveau poumon à la place de celui que la
tuberculose a détruit, ou qui aille restituer leurs fonctions au
cerveau frappé de ramollissement, au foie dégénéré par le cancer
ou la cirrhose.

Le public ne comprend pas qu'il y ait des maladies incurables; il
s'imagine que toute maladie prise à temps doit toujours être con-

jurée lorsqu'on applique le remède convenable. En face pu nombre des malades qui traînent malgré l'assistance des médecins en renom et qui succombent en dépit de tous les remèdes, il devient sceptique et met en suspicion la science médicale. On vous concède que la chirurgie a fait des progrès, mais on vous affirme que la médecine est restée stationnaire depuis Hippocrate. Les médecins eux-mêmes, faut-il le dire, se laissent envahir par le scepticisme et méconnaissent l'importance de leur mission et les services que leur art peut rendre.

Et cependant, soyons justes envers nous-mêmes! Sachons reconnaître la grandeur de notre profession! Voyez au chevet du malade le médecin digne de ce nom : il précise le siége de la maladie, sa nature, sa durée probable ; il prévoit les complications qui peuvent naître ; il affirme que le malade guérira ou ne guérira pas, ou qu'il restera une infirmité persistante ; il suppute approximativement les chances de guérison ; il prescrit les remèdes efficaces lorsqu'il y en a ; il cherche à soulager lorsque la maladie ne peut être guérie. Voilà, dans toute sa sincérité, le rôle que le médecin peut remplir ; car, si notre science ne peut toujours conjurer le mal, elle peut du moins, dans l'immense majorité des cas, l'analyser dans ses effets et en prédire les conséquences avec une merveilleuse précision.

Que nous demande-t-on de plus ? Quand l'ingénieur est appelé à donner son avis sur un appareil qu'il a construit et qui ne fonctionne plus régulièrement, il cherche le mécanisme lésé auquel répond le trouble fonctionnel ; il signale comment l'on peut remédier au dégât ou seulement le réparer imparfaitement ; ou enfin il annonce que l'appareil, usé dans un de ses rouages intimes, est irréparable. Et l'on voudrait que nous, ingénieurs du corps humain, nous fassions davantage en présence de ce mécanisme bien autrement complexe et inextricable qui constitue l'organisme, mécanisme dont la science moderne a découvert plus d'un secret, mais dont bien des rouages encore sont inaccessibles à nos sens !

Dans cet exposé rapide, j'ai voulu, Messieurs et chers élèves, vous dire quel est le rôle du clinicien et comment on le devient. Des études préalables, sciences accessoires, pathologie, thérapeutique, ont préparé le terrain ; l'apprentissage pratique des méthodes du diagnostic constitue la base ; l'élaboration intellectuelle à l'aide du jugement, mûri par l'expérience, achève le couronnement. Ainsi préparés par de fortes études, vous aborderez votre carrière avec un attrait irrésistible, impatients d'agrandir votre expérience et de réaliser l'idéal du parfait clinicien.

Si vous voulez être, de plus, médecins dans la grande acception du mot, ajoutez quelque chose à votre expérience, à votre jugement, ajoutez-y sans contrainte ce que tous vous trouverez en vous, les nobles qualités du cœur. N'est-ce pas le sang généreux de la France qui coule dans vos veines ? Laissez à d'autres races ce positivisme égoïste qui comprime les aspirations chaleureuses, qui étouffe la sainte flamme de la jeunesse.

Dans cet asile de la misère, qui est l'école de votre profession, vous êtes en face de malheureux déshérités ou déclassés, souvent aigris par le malheur, souvent impressionnables par de longues souffrances. Soyez sympathiques aux douleurs des uns, indulgents aux exigences des autres ; car, ne l'oublions jamais, ils ne sont pas là pour servir d'objet à notre curiosité scientifique, ce sont de pauvres malades dont l'infortune commande le respect, à qui nous devons guérison, soulagement, consolation.

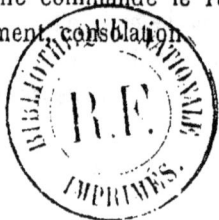

NANCY. — IMPRIMERIE BERGER-LEVRAULT ET Cie.

www.ingramcontent.com/pod-product-compliance
Lightning Source LLC
Chambersburg PA
CBHW050453210326
41520CB00019B/6186